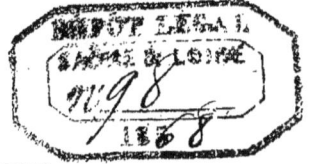

NOTICE SUR L'HYGIÈNE

ET SUR

LES EAUX MINÉRALES,

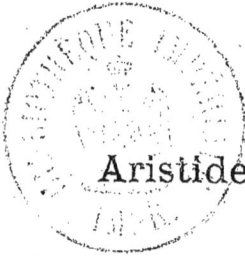

PAR

Aristide GUIRAUD,

Membre correspondant de plusieurs Sociétés de Chimie

et de Pharmacie.

2e ÉDITION.

CHALON-SUR-SAONE,

IMPRIMERIE SORDET-MONTALAN, RUE FRUCTIDOR.

1866.

QUELQUES PAGES

SUR

L'HYGIÈNE,

PAR Aristide GUIRAUD,

Membre de plusieurs Sociétés de Chimie et de Pharmacie,
Pharmacien à Chalon - sur - Saône.

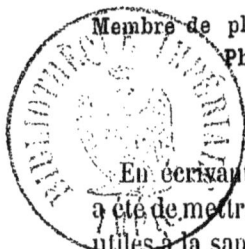

En écrivant ces quelques lignes sur l'hygiène, mon but a été de mettre, sous les yeux de tous, des renseignements utiles à la santé qui font le sujet de gros volumes, et qu'un petit nombre lit.

Vulgariser cette science, c'est répandre dans les masses des idées de propreté, c'est presque les mettre à l'abri des maladies hideuses de la peau et des épidémies.

La propreté du corps, celle des vêtements et celle des maisons; c'est souvent la santé. Celui qui a le corps et les vêtements propres, n'est jamais un être repoussant. Dans le milieu où règne la propreté, vous trouvez généralement la gaîté, la bienveillance et l'affabilité.

La santé du corps, c'est la bonté du cœur. Un être bien portant est bon, affectueux, quelque fois généreux. Les maladies engendrent les *grinches*, les envieux et les méchants.

En étudiant l'état de maladie où l'état de santé, nous voyons que la maladie est le plus souvent provoquée par un manque d'hygiène du corps, provenant soit de la nourriture, soit du milieu vicieux dans lequel l'individu a vécu ou vit encore.

La santé, c'est l'harmonie dans les fonctions vitales; la maladie, c'est l'équilibre rompu dans ces fonctions.

Un être souffrant sent ses facultés s'affaiblir et s'épuiser, sous une enveloppe détériorée.

Réhabiliter la chair en lui imposant les lois de l'hygiène, c'est être reconnaissant envers Dieu et envers la Société, car sans hygiène physique et morale, l'homme serait abject.

L'hygiène du corps était observée par les anciens. Les Egyptiens, les Grecs et les Romains poussaient très-loin l'application des devoirs hygiéniques. Chez eux, les bains publics étaient nombreux, la gymnastique était imposée à tous ceux qui étaient appelés à la défense de la patrie, — des vêtements larges étaient exigés, car ils avaient compris les dangers de la compression des membres et de celle des organes contenus dans les différentes cavités du corps. La sollicitude des magistrats ne s'arrêtait pas à ces simples exigences, elle s'étendait sur tout ce qui pouvait nuire à la santé publique. C'est ainsi que les canaux, les égoûts, les défrichements, le dessèchement des marais, furent autant de sujets d'étude et de prescriptions légales ou religieuses.

Les ablutions, les bains, les jeux, faisaient partie intégrante de l'éducation de la jeunesse.

L'hygiène est donc l'art de conserver la santé en évitant les choses nuisibles.

Croire que les tendances de l'hygiène s'arrêtent aux soins à prodiguer à la partie matérielle, serait une erreur ; l'esprit réclame aussi sa portion de nourriture intellectuelle, — car, comme l'a dit Hallé: l'homme physique est inséparable de l'homme moral.

Purifier le corps, c'est le mettre à l'abri des corpuscules étrangers qui nuisent aux sécrétions et à la santé. Ces soins sont souvent négligés; beaucoup refusent de s'y astreindre : les uns par paresse, les autres par insouciance, et, enfin, le petit nombre par travers d'esprit ; fiers de mettre en évidence le peu de cas qu'ils font de la matière : ceux-là s'affublent du titre pompeux de philosophes.

A ceux qui pèchent par paresse ou négligence, je dirai : vous avez tort, car vous ne remplissez pas vos devoirs.

Vous manquez de respect envers le Créateur, et, d'égard envers ceux qui vous entourent.

Il ne faudrait cependant pas prodiguer par trop de soins au corps ; l'excès en tout est nuisible. Deux bains salins par semaine pendant l'été, un bain pendant l'hiver, et des ablutions tous les matins en sortant du lit, mettent à l'abri d'un grand nombre d'affections, car ils facilitent les sécrétions et maintiennent l'élasticité des muscles.

Les femmes devraient surtout, aimer la propreté, car, chez elles, de l'hygiène du corps dépend la santé. Les ablutions aromatiques, les bains toniques, une nourriture saine, sont indispensables à leur organisme.

Les mères devraient faire contracter de bonne heure à leurs filles, ces habitudes hygiéniques, si utiles à leur santé. Le corps, chez elles, résisterait plus facilement aux influences physiques, et nous verrions se modifier, disparaître peut-être, l'affection chlorotique.

Regardez cette jeune fille, elle est belle ; les roses, sur ses joues, se marient aux lys,—la vie splendide circule dans tout son corps ; elle est alerte, elle court, elle vole, elle papillonne.—Pour elle, le repos, c'est le sommeil, douce quiétude de l'âme, prolongé par un rêve doré, le rêve des anges, le rêve des cieux. Heureuse, mille fois heureuse si elle pouvait toujours vivre au milieu de ces transports, de ces joies enfantines, partage des âmes pures et d'un corps sain. Mais le moment est venu où ces joies vont disparaître ; la chlorose au teint terreux l'envahit, les roses et les lys s'évanouissent, l'estomac qui préparait avec tant d'ardeur les aliments, se trouble dans ses fonctions : les intestins s'irritent, les palpitations du cœur sont fréquentes, saccadées, irrégulières, — la tête est brûlante, — le dégoût pour les aliments se déclare ; de là des aberrations, des désirs bizarres, des craintes, des rêves affreux, des cauchemars horribles, — tel est, d'abord, l'état de santé, et l'état maladif ensuite.

Si par des soins hygiéniques, il était possible, et je le

crois, d'enrayer l'invasion du mal, je m'estimerais heureux d'avoir pu participer, en donnant ces conseils, à une amélioration dans la santé de cette partie du genre humain, qui en est la grâce et l'ornement.

Quelles sont les conditions hygiéniques indispensables à la santé ?

Un air exempt de miasmes et de gaz méphitiques; une nourriture saine; la propreté; des logements salubres; et le calme de l'esprit. En réunissant ces conditions, on est à l'avance assuré d'une longue vie.

L'air est l'agent vital par excellence. Le premier cri de douleur, poussé par l'être qui entre dans la vie, est provoqué par le fluide atmosphérique, — et le dernier cri se fait entendre alors que l'action de ce gaz cesse d'agir sur nos poumons.

L'air est un mélange d'oxygène, d'azote, de quantités variables d'hydrogène carboné, et, accidentellement, d'acide sulfhydrique, d'oxyde de carbone et de vapeurs ammoniacales. (Telle est la composition de l'air d'après Dumas et Boussingault).

Notre incurie est si grande que, souvent, cet air arrive dans nos poumons, mélangé à des émanations insalubres. qui altèrent la santé et épuisent la constitution.

Si l'air est indispensable à la vie de l'homme, il est aussi indispensable à la combustion, et quand il devient impropre à l'une, il est impropre à l'autre. Car là où une lumière s'éteint, l'homme ne peut pas vivre.

Les phénomènes de décomposition qui s'opèrent dans nos poumons, sont semblables à ceux qui ont lieu dans la combustion. C'est, dans l'un et l'autre cas, la fixation de l'oxygène de l'air, (oxygène que les anciens appelaient air vital), par le carbone, pour engendrer le protoxyde de carbone et l'acide carbonique.

L'acide carbonique et l'oxyde de carbone se forment en très-grande quantité dans la combustion du bois, du charbon et de tous les corps inflammables d'origine végétale ou animale.—Ces deux gaz sont impropres à la respiration. Cette propriété donne l'explication de l'asphyxie dans les appartements. Il faut donc éviter le mélange de ces gaz avec l'air ambiant. Le moyen est facile, il consiste à leur opposer une somme toujours plus grande d'air respirable et d'établir un courant assez fort pour les chasser au dehors.

Les cheminées en général ont une forme vicieuse ; au lieu d'être plates, elles devraient être rondes. En acceptant cette forme, on éviterait les courants d'air froid venant du dehors, qui, en refroidissant la fumée, la refoulent à l'intérieur, et avec elle, les gaz méphitiques dont nous avons parlé.

Tous les corps, à l'état de fusion, ou liquide, ou à l'état gazeux présentent la forme sphéroïdale ; c'est donc la forme normale, la forme naturelle. Les cheminées rondes s'échauffant également dans toutes leurs parties, en absorbant le calorique de la fumée et des gaz, maintiendraient une température élevée, permettraient à ces derniers de s'écouler facilement et s'opposeraient à la rentrée du courant d'air froid, la fumée se moulant naturellement sur les parois.

L'air est vicié par les miasmes provenant de matières organiques en décomposition ou par ceux qui s'exhalent de notre corps.

Les matières volatiles qui se dégagent de la surface des muqueuses, sont mêlées à de la vapeur d'eau et à des particules animales en suspension. Ces nouvelles causes d'insalubrité ne peuvent être combattues que par la propreté et le renouvellement de l'air.

Quel est celui qui n'a éprouvé plusieurs fois un état de malaise dans les amphithéâtres, dans les salles de la Cour d'assises ou en pénétrant le matin dans une chambre qui, pendant toute la nuit, a été occupée par quelques individus. Il est certain que si l'analyse de l'air de ces différents lieux est faite, on s'apercevra bientôt que le malaise, que l'état pénible de la respiration, n'est pas provoqué par l'acide carbonique seul, car il n'entre dans la composition de l'air respiré que dans des proportions de deux millièmes, mais par les matières animales volatiles en suspension.

Les matières organiques d'origine animale qui se trouvent en suspension, peuvent être constatées par des moyens simples ; soit en déposant dans ces endroits un flacon ouvert contenant de l'acide sulfurique ; acide qui, d'incolore qu'il était d'abord, prendra une couleur brune foncée; ou bien en faisant traverser par l'air de la chambre, ou de la salle, un flacon rempli d'eau pure. Si cette eau est exposée à une température moyenne de 15 à 20 degrés, elle acquerra, après quelques jours, tous les caractères de l'eau putréfiée.

Si l'air pur est indispensable aux hommes et aux animaux, il est aussi indispensable aux plantes ; la plante, quoiqu'à un degré moindre, étant sensible aux mêmes influences pernicieuses.

La lumière, le calorique et les rayons solaires font partie constituante des besoins de l'homme. Sans rayons lumineux, l'homme et la plante s'étiolent. Ce besoin est tellement grand, que la plante, par mouvement instinctif, (si je peux m'exprimer ainsi) dirige toujours sa tige vers le plus faible rayon lumineux qui lui aura été ménagé.

Jetez, dans une terre humide, une semence; descendez le vase contenant la terre et la semence dans une cave obscure, faites arriver un rayon lumineux vers le point le plus éloigné du vase, suivez le développement du germe, vous verrez la tige se développer, se pencher du côté du rayon, se traîner péniblement, et enfin arriver au rayon lui-même, si elle a trouvé dans la terre une alimentation assez grande; se redresser en présence de la lumière, comme si elle voulait lui sourire ; et puis mourir.

Les logements humides sont insalubres au suprême degré. Aussi l'édilité doit-elle veiller avec soin pour empêcher qu'ils soient habités, parce qu'ils sont la source alimentaire de la phthysie, du scrofule, du goître et du crétinisme.

Nous avons dit que l'hygiène morale était aussi indispensable à l'homme que l'hygiène physique, et c'est vrai. Si dans une famille le père et la mère sont entachés d'immoralité et de vices, les enfants porteront en eux les stigmates de ces vices.

L'instruction peut modifier les tendances de l'enfant, quand il est arraché de bonne heure au milieu vicieux dans lequel il vit. Des lectures saines qui développent les sentiments généreux, des exemples de moralité et de probité feront disparaître peut-être ses instincts mauvais. Or, si par la morale, il est possible de modifier le caractère de ces êtres, que n'obtiendra-t-on pas par les mêmes exemples, sur ceux qui vivent au sein d'une famille honnête.

Apprenez aux jeunes gens à aimer Dieu, à respecter leur père et leur mère. Procurez-leur un repos agréable, en mettant dans leurs mains Fénelon, Chénier, Chateaubriand, Lamartine et Musset, ces poètes du cœur. Bientôt l'amour du bien, l'amour du beau et du sublime s'étalera à leurs yeux étonnés dans toute sa grandeur. Il est encore un poète, dont les œuvres pourraient être confiées aux jeunes gens, je veux parler de Louis Goujon, notre compatriote et mon ami, qui, obscur hier, commence à être connu aujourd'hui; car lui aussi fait partie de cette noble phalange des poètes du cœur.

Savoir aimer, n'est-ce pas le secret de la vie? n'est-ce pas tout le bonheur sur cette terre?

Evitez surtout la lecture des ouvrages où le réalisme, à la face hideuse, étale toutes les nudités. Le réalisme est la manie de quelques écrivains de nos jours; ils aiment à faire briller leur style pailleté, au milieu d'un étalage de loques immondes que la société rejette. Esprits faux qui jugent le tout par la partie. Enfants malades qui s'irritent à la vue du beau. Etres à plaindre et à blâmer. A plaindre, car ils doivent être malheureux s'ils sont convaincus ; à blâmer, parce qu'il est des immondices qui ne peuvent être remuées sans danger pour le corps social. Anatomistes qui, au lieu de plonger leur scapel investigateur dans le cœur, le plongent dans les intestins et s'effraient de l'odeur nauséabonde qui s'exhale ! Philosophes qui noient les sentiments les plus purs dans les flots corrosifs, et s'étonnent de les voir disparaître ! Moralistes, qui ramassent dans la fange, une statue, lui donnent la vie, pour en faire une fille sans cœur, une épouse impudique, une mère sans entrailles, une messaline sans passions, ce type ignoble du dévergondage à froid, qui est l'anéantissement de tout sentiment, autrement dit l'état bestial.

Allons, Messieurs les réalistes, la Société est meilleure que vous voulez bien le dire. Si par hasard, il se trouve une brebis galeuse dans un troupeau, le berger intelligent la fait disparaître, car il sait qu'il évite ainsi la propagation du mal. Soyez donc les bergers intelligents, donnez l'exemple de l'hygiène morale et vous serez lus, aimés et estimés.

Pour me résumer, je dirai, avec le docteur Chapelle, qu'il est du devoir de l'édilité de donner au corps, serviteur de l'âme, la culture qu'il mérite; de veiller aux besoins matériels, comme aux besoins spirituels, car la maladie physique et la maladie morale s'engendrent réciproquement. A. G.

Nota. — Un industriel distingué, autant que philanthrope éclairé, vient de prendre une initiative hygiénique, qu'il est indispensable de signaler. M. Dolfus, de Mulhouse, a fait construire dans son usine, une piscine, où les ouvriers trouvent, après le travail de la journée, un bain gratuit. — Cette initiative généreuse devrait être adoptée par tous les directeurs des grandes usines.

NOTICE

SUR LES

EAUX MINÉRALES NATURELLES

Et Artificielles.

———————◆———————

Dans cette notice, je n'ai pas la prétention d'imposer mon opinion. Je dis ce que j'ai vu, observé, et ce que j'ai appris de mes maîtres en science.

En vulgarisant les propriétés des eaux minérales, en mettant le malade à l'abri des erreurs qu'il pourrait commettre, s'il se dirigeait seul, dans l'application de ces eaux, j'ai pensé lui rendre un service..

Je lui dirai de ne pas faire usage des eaux minérales naturelles ou artificielles, sans avoir consulté un médecin; de ne pas abuser des eaux gazeuses simples, car l'acide carbonique irrite la muqueuse de l'estomac : or, cet organe est un tissu précieux, qu'il faut savoir ménager, si l'on veut en conserver le velouté.

Qu'entend-on par eaux minérales? On donne le nom d'eaux minérales à des eaux naturelles qui sortent du sein de la terre, chargées des principes qu'elles y ont dissous, et auxquelles on a reconnu des propriétés médicales. — Elles sont divisées en eaux acidules non gazeuses; en eaux acidules gazeuses, en eaux salines et en eaux sulfureuses. — Les eaux dont la température est égale à celle de l'athmosphère, sont désignées sous le nom d'eaux froides, et celles dont la température est supérieure, portent le nom d'eaux thermales.

Les établissements d'eaux minérales sont généralement

situés dans les pays à l'aspect pittoresque. La société qui
les fréquente est nombreuse. — Toutes les intelligences
peuvent y trouver un aliment de conversation et de rela-
tion. Les plaisirs y sont multipliés : le soir, au salon, c'est
ou la lecture, ou le spectacle, ou la musique, ou la danse,
ou les jeux. — Le jour est consacré au traitement et aux
excursions. — Aux uns, la vallée, avec ses méandres, avec
ses arbres aux espèces variées, avec sa nature luxuriante;
aux autres, le paysage gracieux, où l'œil se repose, où
l'âme vit au milieu de délices incalculables, où l'oreille
se réjouit au murmure du ruisseau et au gazouillement des
oiseaux. — A ceux qui aiment les courses aventureuses,
les émotions vives, la montagne dont la cime titanesque
semble braver le Ciel. Ici le ravin, gouffre béant. — Là, le
torrent avec ses cascades argentées.—Partout, le merveil-
leux à côté du laid, le terrible à côté du sublime.

Chacun peut donc y trouver de quoi satisfaire ses goûts,
et ces variétés dans les plaisirs sont de puissants adjuvants
pour les eaux; car l'imagination joue un rôle très-grand
dans les affections qui nous assiégent.

L'usage des eaux minérales est devenu si fréquent qu'il
n'est pas inopportun d'en faire sentir à la fois les
avantages et les désavantages, au point de vue thérapeutique.

Le malade qui, par sa position pécuniaire ou par
l'abandon momentané de ses affaires, peut se transporter
à la source, éprouvera souvent du soulagement : car nier
l'action des eaux minérales naturelles sur l'économie, c'est
s'inscrire en faux contre la vérité. De même il y aurait
erreur à penser que ces eaux jouissent de propriétés
miraculeuses. Les extrêmes en tout sont nuisibles.

Le voyage, les distractions, l'éloignement d'un milieu
désagréable, le changement d'une vie de mollesse en un
exercice modéré, l'air nouveau qu'on respire, sont autant
d'agents qui viennent en aide aux eaux minérales et
doublent leur action sur l'organisme.

Si les eaux naturelles jouissent de propriétés accusées et reconnues; si elles sont bienfaisantes pour ceux qui peuvent aller les boire à la source, elles deviennent le plus souvent ou neutres, ou nuisibles, pour ceux qui, ne pouvant se déplacer, sont obligés de les acheter dans les entrepôts.

Depuis de longues années, la chimie a accusé la différence notable qui existe entre l'eau minérale analysée à la source et celle qui a subi l'embouteillage et le transport. Il y a, en effet, une modification qui se produit; cette modification est profonde, car les éléments organiques qui s'y trouvaient se sont altérés, et en s'altérant ont entraîné avec eux soit la perte de l'eau qui devient impotable, soit l'action bienfaisante pour l'estomac et, par-conséquent, pour l'économie.

Cette différence doit surtout se faire remarquer pour les eaux thermales; car le calorique qu'elles contiennent a aussi son action sur nos organes. Penser qu'on puisse d'une manière factice, donner à ces eaux, chez soi, la température qu'elles avaient à la source, sans changer les agrégations et les combinaisons naturelles, est une grave erreur.

Malgré tous les procédés ingénieux que l'homme peut avoir à sa disposition, malgré toute la science acquise, nous ne pouvons arriver à obtenir les combinaisons intimes, dont la nature s'est réservée le secret divin; nous nous approchons de la création, mais nous ne pouvons nous élever jusqu'au créateur.

Quand les eaux minérales naturelles contiennent des sulfates, et presque toutes en tiennent en dissolution des proportions plus ou moins grandes, par le fait du séjour de ces eaux, dans les bouteilles et dans les entrepôts, elles deviennent sulfureuses; et cette odeur fétide qu'elles exhalent, se remarque souvent dans l'eau dont la consommation est la plus grande; dans l'eau de Vichy, dans celles de Pougues, de Luxeuil, de Bussang, de Spa, etc., etc.

A quoi attribuer cette altération? A une matière organique connue sous le nom de glarine, et quelquefois à
des fragments de paille et de bois que, par négligence, les
hommes chargés de mettre l'eau en bouteilles, ont laissés
dans les vases.

Les eaux naturelles varient dans leur composition; des
changements sont apportés dans la source soit par les
mouvements qui se produisent dans le sein de la terre,
soit par des mélanges avec les eaux superficielles, selon
les localités et les saisons. Ces perturbations ou ces mélanges ne sont pas, je le sais, un argument bien sérieux, car
le but que le médecin se propose avant tout est celui
d'introduire dans l'économie des doses telles, que les
éléments constituants de l'eau, puissent être salutaires.

Tout en admettant qu'il soit impossible d'obtenir des
eaux minérales artificielles qui aient une composition
identique aux eaux naturelles, je soutiens que les eaux
artificielles seront plus souvent salutaires aux malades,
et d'une action plus constante que les eaux naturelles.

Il est si facile de doser les médicaments, de les dissoudre, et de les introduire dans l'économie, en proportions
variées, que le médecin qui connaîtra parfaitement sa
thérapeutique et le tempérament de son malade, pourra
souvent, par ce moyen simple, lui faire absorber tel ou tel
principe actif, alors que l'estomac du souffrant n'aurait
pu le supporter sous une autre forme.

Avec les connaissances analytiques de nos jours, avec les
analyses des eaux minérales naturelles connues, avec les
études thérapeutiques et physiologiques sérieuses que nos
médecins ont faites, je crois être utile en signalant les
avantages que la médecine peut retirer des eaux minérales
artificielles faites consciencieusement.

Si, quelque temps après leur arrivée dans les entrepôts,
nous examinons les eaux ferrugineuses de Spa et de
Bussang, nous nous apercevons qu'elles sont privées de
quelques-uns de leurs principes minéralisateurs, et

malheureusement trop souvent, de ceux qui ont le plus d'action, tels que l'acide crènique, l'arsenic et le fer en partie.

Les eaux de Vichy, elles-mêmes, sont-elles identiques à celles bues à la source? Non! Leur mode d'action est-il le même? Non! A la source, elles sont supportées par l'estomac; hors de la source, elles le fatiguent le plus souvent.

Les eaux sulfureuses perdent, par l'embouteillage, leur acide sulfhydrique libre, et leurs sulfures alcalins sont souvent transformés en sulfates. La matière organique a disparu.

Ainsi, les eaux de Bussang, de Spa, considérées comme étant ferrugineuses; — eaux actives alors qu'elles sont bues à la source, — perdent, par le fait du déplacement, la presque totalité de leurs propriétés, puisqu'elles sont privées de leurs agents minéralisateurs principaux.

En présence de ces faits matériels, que reste-t-il à faire? Il faut que le médecin fasse préparer des eaux artificielles, qu'il suive la formule donnée par l'analyse, qu'il se rapproche le plus possible de l'eau naturelle, et qu'il cesse d'ordonner des eaux dont l'effet est nul le plus souvent. Le médecin et le malade y puiseront, l'un le succès, et l'autre le soulagement.

Les médecins savent que le bi-carbonate de fer, en dissolution dans l'eau chlorurée sodique gazeuse, est un sel très-absorbable, — qu'il est possible d'en dissoudre de cinq à vingt centigrammes par litre d'eau gazeuse, — que la dose de cinq centigrammes est celle qui fatigue le moins, que cette préparation remplacerait avec avantage, et les eaux naturelles et la totalité des préparations ferrugineuses, et que la difficulté d'obtention de ce produit, a été jusqu'ici la cause de son abandon. Mais, disons le, les oxides ferreux ou ferriques, les lactates, les tartrates, les citrates, les sulfates et les phosphates de fer, ne l'ont remplacé qu'avec désavantage; les travaux de MM.

Trousseau, Pidoux, Bouchardat, Quevenne, Mialhe, etc.,
sont là pour l'attester.

Une eau gazeuse ferrugineuse sodique, contenant cinq
centigrammes de bi-carbonate de fer, serait donc supérieure aux eaux naturelles de Spa, etc., et d'une action
plus constante que celle de ces eaux. — Economie et
action, sont les avantages que je signalerai.

Les eaux de Seltz naturelles sont abandonnées; leur prix
élevé en est la cause; elles sont remplacées par des eaux
gazeuses simples, que l'on affuble du nom d'eau de Seltz :
Il y a une différence tellement accusée, en tant qu'action
thérapeutique, — que l'eau gazeuse simple est toujours
nuisible à la longue, — alors que celle qui tient en dissolution les principes minéralisateurs, se digère et facilite
l'assimilation des aliments.

Avec les eaux minérales artificielles, le médecin pourra
prescrire telle dose médicamenteuse qu'il croira utile à son
malade; il en graduera mieux le dosage. — Il obtiendra à
son gré, ou des eaux sulfatées, ou phosphatées, ou chlo-
rurées, ou iodurées, ou bromurées, ou sulfureuses. — Il
aura la facilité d'en étudier l'action sur son client, — de
diminuer ou d'augmenter les propriétés de l'eau, — il
recueillera des observations qui pourront être très-utiles
à la thérapeutique. Les métaux et l'arsenic, — ce stimulant
puissant, ce modificateur par excellence, — et plusieurs
autres corps, dont les propriétés sont négligées parce
qu'elles sont méconnues, seront pour lui autant de sujets
d'examen.

C'est principalement, alors qu'il s'agit d'introduire dans
l'économie des doses médicamenteuses minimes, que l'eau
artificielle gazeuze sodique ou alcaline est indispensable,
car elle facilite l'absorption du médicament.

Si ces quelques lignes peuvent avoir leur utilité, au
point de vue thérapeutique, le but que je poursuis
sera atteint : Le temps consacré à être utile à son sembla-
ble étant le plus précieux et celui dont il faut le plus

s'énorgueillir,—car l'homme ne doit avoir pour mobile que le bien, et Dieu pour fin !

A. G.

P. S. — M. le professeur Hirtz, dans un article ayant pour titre, des fondements de la thérapeutique, dit que les médecins en général, au lit du malade, mettent beaucoup de soin à coordonner les éléments d'un diagnostic rigoureux, mais qu'ils glissent rapidement, trop rapidement, sur la thérapeutique; trop heureux, si pour se débarrasser du soin de formuler et de doser, ils ne vont pas choisir un de ces bonbons industriels prônés dans les prospectus, et à la quatrième page des journaux.

La clinique, ajoute le Dr Hirtz, n'est plus qu'une école de diagnostic, et le médecin semble dire aux malades, en parodiant A. Paré : Je t'ai diagnostiqué, que Dieu te guérisse.

Si le diagnostic, dit le savant docteur, est le résultat le plus brillant de la clinique, il en est aujourd'hui l'œuvre la plus facile. Mais bien autrement difficile et ingrate est l'œuvre du traitement. Il faut connaître à fond les médicaments, savoir les doser, et les approprier au tempérament, en étudier les effets sur l'organisme, et savoir attendre un résultat; cela n'est ni brillant, ni séduisant, et cependant, dit le docteur Hirtz, c'est là notre loi et notre devoir; c'est là ce qui nous fait médecins, c'est là ce qui fait que nous sommes l'art de guérir, et non l'art de disserter sur la vie et la mort.

A. G.

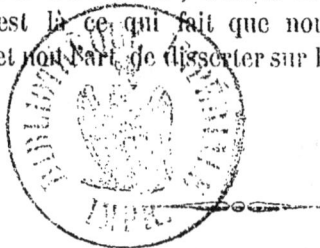

Chalon-sur-Saône, imp. SORDET-MONTALAN.